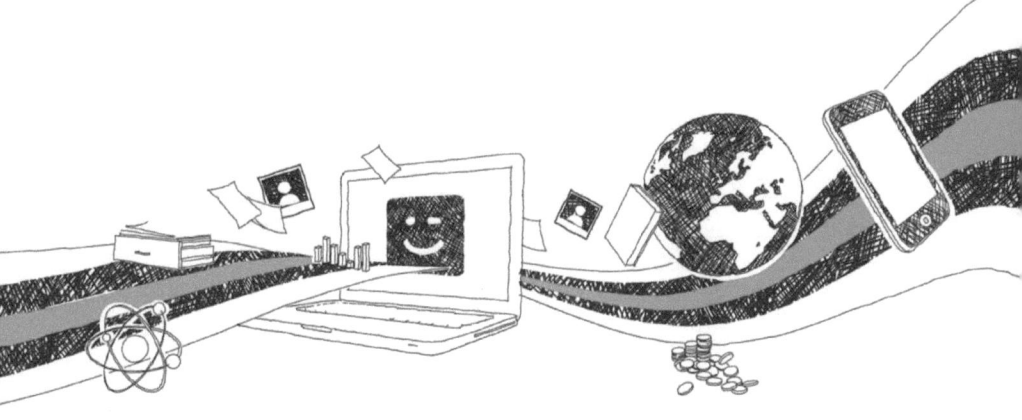
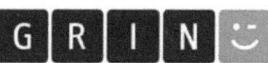

Bibliografische Information der Deutschen Nationalbibliothek:

Die Deutsche Bibliothek verzeichnet diese Publikation in der Deutschen National-bibliografie; detaillierte bibliografische Daten sind im Internet über http://dnb.d-nb.de/ abrufbar.

Impressum:

Copyright © 2019 GRIN Verlag
Druck und Bindung: Books on Demand GmbH, Norderstedt Germany
ISBN: 9783668888999

Dieses Buch bei GRIN:

https://www.grin.com/document/456669

Anonym

Patientengebühren als Steuerungsinstrument. Eine Rückschau auf die Praxisgebühr aus aktuellem Anlass

GRIN Verlag

GRIN - Your knowledge has value

Der GRIN Verlag publiziert seit 1998 wissenschaftliche Arbeiten von Studenten, Hochschullehrern und anderen Akademikern als eBook und gedrucktes Buch. Die Verlagswebsite www.grin.com ist die ideale Plattform zur Veröffentlichung von Hausarbeiten, Abschlussarbeiten, wissenschaftlichen Aufsätzen, Dissertationen und Fachbüchern.

Versorgungsforschung:

Patientengebühren als Steuerungsinstrument -

eine Rückschau auf die Praxisgebühr aus aktuellem Anlass

17.01.2019

Inhaltsverzeichnis

Abkürzungsverzeichnis III

Abbildungsverzeichnis IV

Tabellenverzeichnis V

1 Einleitung, Fragestellung und Zielsetzung 1

2 Theoretischer Hintergrund 1

    2.1 System der Notfall-Versorgung in Deutschland 2

    2.2 Entwicklung der Fallzahlen in den Notaufnahmen 3

    2.3 Die Praxisgebühr der Jahre 2004 bis 2012 5

    2.4 Zuzahlungspflicht 6

    2.5 Die Praxisgebühr als Steuerungsinstrument 7

3 Methodisches Vorgehen 8

4 Ergebnisse 8

    4.1 Frage der Patientensteuerung 9

        4.1.1 Fallzahlen 9

        4.1.2 Erstinanspruchnahme von Fachärzten 10

    4.2 Auswirkungen der Praxisgebühr auf Notfallambulanzen 10

    4.3 Notfallzahlen nach Ende der Praxisgebühr 11

    4.4 Kritikpunkte der Praxisgebühr 12

        4.4.1 Hausarzt als Lotse 12

        4.4.2 Bürokratischer Aufwand 13

        4.4.3 Soziale Ungleichheit 13

    4.5 Erfolgsfaktoren der Praxisgebühr 14

    4.6 Abschaffung der Praxisgebühr 14

5 Diskussion 15

    5.1 Frage der Übertragbarkeit auf eine mögliche Notfallgebühr 15

    5.2 Mögliche Auswirkungen der Erfolgsfaktoren und Kritikpunkte 16

6 Zusammenfassung 18

Literaturverzeichnis VI

Anhang X

Abkürzungsverzeichnis

GKV	= Gesetzliche Krankenversicherung
EBM	= Einheitlicher Bewertungsmaßstab
KV	= Kassenärztliche Vereinigung
vs.	= versus
PHC	= Primary Health Care

Abbildungsverzeichnis

Abbildung 1:   System der Notfallversorgung in Deutschland   S. 2

Abbildung 2:   Entwicklung der Fallzahlen im Bereitschaftsdienst   S. 3
                und Notaufnahmen 2009 – 2015 in %

Abbildung 3:   Aufnahmeanlässe im Krankenhaus   S. 4

Abbildung 4:   Durchschnittliche jährliche Wachstumsraten   S. 5

Abbildung 5:   Anteil der GKV-Versicherten, die in den   S. 7
                vergangenen zwölf Monaten den Facharzt
                aufsuchen mussten und immer mit Überweisung
                zum Facharzt gegangen sind

Abbildung 6:   Leistungsbedarf und Behandlungsfallzahl in   S. 8
                Deutschland

Abbildung 7:   Anteil Originalfälle in ausgewählten Haus-/Fach-   S. 10
                ärztlichen Praxen 2000 bis 2014

Abbildung 8:   Entwicklung der ambulanten Notfallbehandlungs-   S. 11
                fallzahlen

Tabellenverzeichnis

| Tabelle 1: | Zeitliche Planung | S. 6 |
| Tabelle 2: | Übersicht über gesetzliche Zuzahlungen | Anhang |

1 Einleitung, Fragestellung und Zielsetzung

Um Kliniken von überfüllten Notaufnahmen zu entlasten, wird aktuell die Einführung einer Patientengebühr gefordert[1]. Hintergrund ist die starke Zunahme von Patientenkontakten in den Notaufnahmen Deutschland: In den vergangenen zehn Jahren hat sich die Zahl der Patienten, die eine Notaufnahme im Krankenhaus aufsuchten, auf fast 25 Millionen verdoppelt[2].

Ein großer Teil dieser Patienten hätte ebenso gut ambulant behandelt werden können und damit wären Ressourcen, die zur Notfallversorgung von schweren und lebensbedrohlichen Unfällen sowie Erkrankungen vorgesehen sind, nicht unnötig belastet worden[2].

Die KV Niedersachsen schlägt daher die Zuzahlung von 50 Euro pro Patient vor, um Patientenströme besser lenken zu können und überflüssige Besuche, die keinen Notfallcharakter haben, zu reduzieren[3].

Im Vergleich dazu betrug die damalige Praxisgebühr für Kassenpatienten im Sinne einer zu entrichtenden Zuzahlung für ambulante Behandlungen nur 10 Euro[4]. Diese im Jahr 2004 eingeführte Gebühr sollte helfen, Hausärzte zur ersten Anlaufstation zu machen und Besuche bei teuren Spezialisten zu verringern[3]. Die Gebühr war allerdings sehr unbeliebt und wurde 2012 wieder abgeschafft[3].

Diese Forschungsarbeit soll aufgrund aktueller Forderungen nach einer Patientengebühr den Bogen zur Praxisgebühr der Jahre 2004 bis 2012 spannen und eruieren, ob ein Einfluss auf das Patientenverhalten im Sinne eines Steuerungsinstrument möglich war. Des Weiteren sind soweit erkennbar Erfolgsfaktoren sowie Fehler zu benennen, die in der aktuellen Diskussion um die erneute Einführung einer Gebühr prognostisch berücksichtigt werden sollten.

2 Theoretischer Hintergrund

Deutschland ist in vielen Bereichen Weltmeister – so auch bei der Anzahl der Arzt-Patienten-Kontakte: Je nach statistischer Erhebungsmethode werden zwischen elf und 17 Patienten-Arzt-Kontakte pro Jahr gezählt[5]. Insofern ist die Frage einer effektiveren Patientensteuerung z.B. durch eine Patientengebühr ein wiederkehrendes Thema, das auch vom Sachverständigenrat im Jahre 2018 genannt wird[5].

---

[1] vgl. Deutsches Ärzteblatt, 2018c
[2] vgl. Deutsches Ärzteblatt, 2018b
[3] vgl. Deutsches Ärzteblatt, 2018a
[4] vgl. Kassenärztliche Vereinigung Mecklenburg-Vorpommern, 2004
[5] vgl. Deutsches Ärzteblatt, 2018d

2.1 System der Notfall-Versorgung in Deutschland

Die Versorgung von medizinischen Notfällen in Deutschland ist komplex und liegt in den Händen der niedergelassenen Ärzte, des Rettungs- und Notarztdienstes sowie der Notaufnahmen der Krankenhäuser[6].

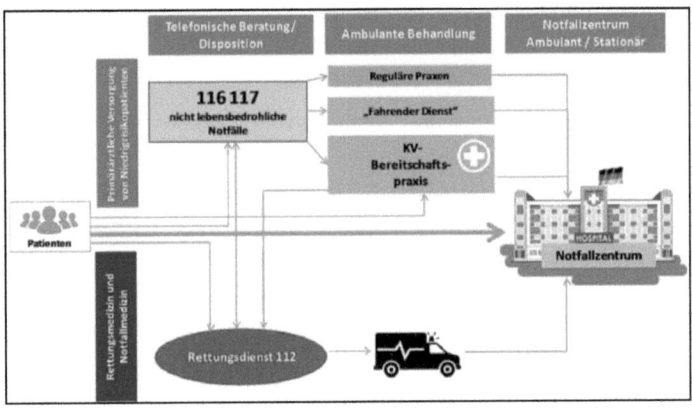

Abbildung 1: System der Notfallversorgung in Deutschland[6]

Nach rechtlichen Aspekten ist die ambulante Notfallversorgung in nicht lebensbedrohlichen Fällen klar dem Sicherstellungsauftrag der KVen zugeordnet[7]. Für diesen sogenannten ambulanten Bereich bestehen verschiedene Zugangswege zur medizinischen Versorgung: Hausarzt (reguläre Praxis), KV-Bereitschaftspraxis, etc.

Bei einem dringenden medizinischen Behandlungsbedarf auf Grund einer akuten und bedrohlich erscheinenden Erkrankung ist aber ebenso eine Versorgung im stationären Sektor möglich, die in der Regel über den Rettungsdienst bzw. die Rufnummer „112" sichergestellt wird.

Die Entscheidung, welche Form der Versorgung gewählt wird, ist den Patienten freigestellt, so dass auch weniger dringlich erscheinende medizinische Notfälle in den Notaufnahmen der Krankenhäuser untersucht und behandelt werden. Post hoc-Analysen zeigen, dass mindestens 30% dieser Patienten problemlos im ambulanten kassenärztlichen Bereich hätten behandelt werden können[8].

---

[6] vgl. RWI – Leibniz-Institut für Wirtschaftsforschung, 2018
[7] vgl. RWI – Leibniz-Institut für Wirtschaftsforschung, 2018, S.7
[8] vgl. Haas et al., 2015, S.75

2.2 Entwicklung der Fallzahlen in den Notaufnahmen

Zur Quantifizierung der Fallzahlen können als Basis die Abrechnungsdaten der KVen verwendet werden, deren Behandlungsfälle nach EBM Ziffer 1.2 (Versorgung im Notfall sowie im organisierten ärztlichen Notfalldienst) abgerechnet wurden[7].

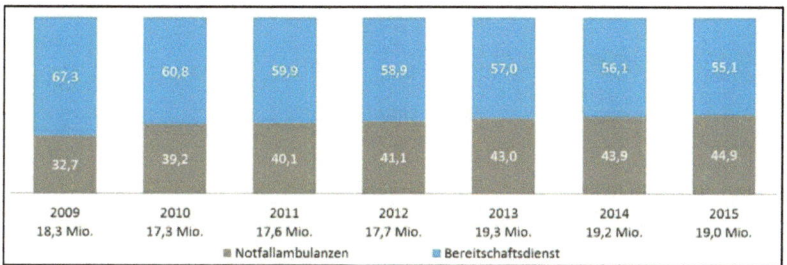

Abbildung 2: Entwicklung der Fallzahlen im Bereitschaftsdienst und Notaufnahmen 2009 – 2015 in %[9]

Ausgehend von diesen Daten stieg die Gesamtzahl der ambulanten Notfälle in Deutschland im Zeitraum 2009 bis 2015 um 0,7 Mio. Fälle von 18,3 Mio. auf 19,0 Mio. an, wobei aufgrund der Abrechenbarkeit der EBM Ziffer 1.2 die stationären Angaben alle ambulanten Notfälle widerspiegeln, die des vertragsärztlichen Bereichs grundsätzlich nur die Notfälle, die außerhalb der Praxisöffnungszeiten auftreten[10].

Dabei ist festzustellen, dass zwei differente Entwicklungen auftraten. Auf der einen Seite sank die Anzahl von Notfällen im kassenärztlichen Bereitschaftsdienst von 12,3 Mio. (2009) auf 10,5 Mio. (2015). Gleichzeitig stiegen auf der anderen Seite die ambulanten Notfälle im Krankenhaus von 6 Mio. im Jahr 2009 auf über 8,5 Mio. im Jahr 2015 an. Das heißt dem „Plus" von 42% in den Notaufnahmen steht ein „Minus" von 15% im kassenärztlichen Bereich gegenüber und zeigt damit eine deutliche Verschiebung der Patientenströme hin zur Notaufnahme[10].

Darüber hinaus ist zu beobachten, dass der Anteil der Notfall-Patienten im Krankenhaus im Beobachtungszeitraum von 34% auf 45% gestiegen ist und damit mittlerweile genauso viele Patienten selber als Notfall ins Krankenhaus kommen wie

---

[9] vgl. Wahlster, 2017
[10] vgl. RWI – Leibniz-Institut für Wirtschaftsforschung, 2018, S.20

mit einer Einweisung durch einen niedergelassenen Arzt[10]. Dieses ist ein im internationalen Vergleich außergewöhnlich hoher Wert[11].

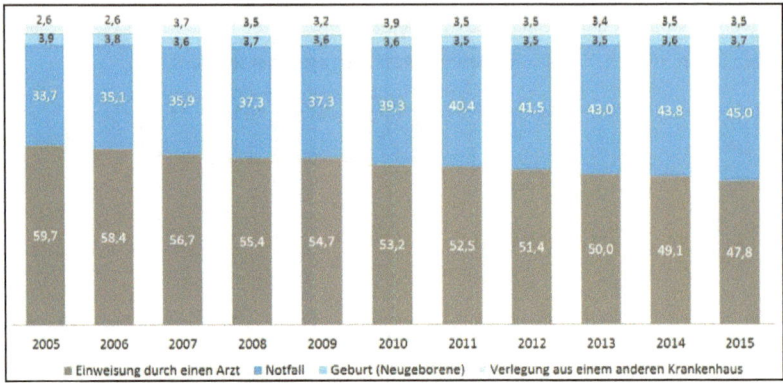

Abbildung 3: Aufnahmeanlässe im Krankenhaus[12]

Im internationalen Vergleich fällt zudem der Anstieg des Notfallaufkommens in deutschen Krankenhäusern überdurchschnittlich hoch aus[13]. Die durchschnittliche Wachstumsrate der Fälle in den Notfallambulanzen in Deutschland ist mit durchschnittlich 4,9 p.a. mehr als doppelt so hoch wie im Durchschnitt aller OECD-Länder[13].

---

[11] vgl. Geissler et al., 2017
[12] vgl. Augurzky et al., 2017
[13] vgl. Berchet, 2015, S.10

4

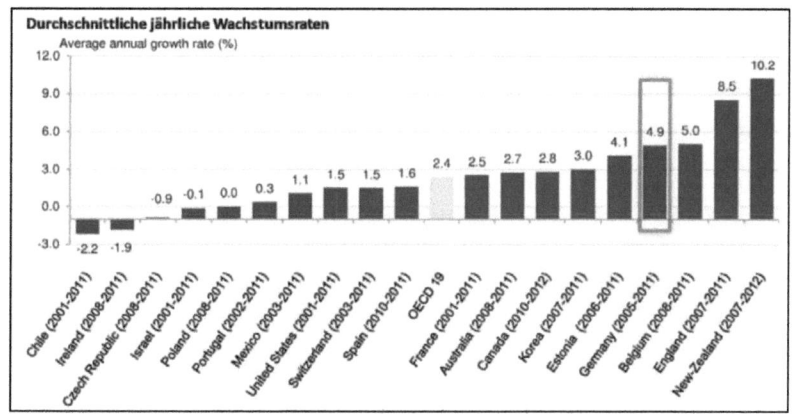

Abbildung 4: Durchschnittliche jährliche Wachstumsraten[14]. Anmerkung: Klassifikation eines „Notfalls" kann zwischen den Ländern variieren.

2.3 Die Praxisgebühr der Jahre 2004 bis 2012

Unter dem rot-grünen Regierungsbündnis wurde die „Praxisgebühr" mit dem GKV-Modernisierungsgesetz zum 01.01.2004 eingeführt und beinhaltete mit Ergänzung von Absatz 4 zum §28 SGB 5 eine Zuzahlung von gesetzlich Versicherten für die Inanspruchnahme von ambulanten ärztlichen, zahnärztlichen oder psychotherapeutischen Leistungen pro Kalendervierteljahr (Quartal).

Die „Praxisgebühr" musste nur beim ersten Kontakt des Quartals gezahlt werden, alle weiteren Termine bzw. Konsultationen bei demselben Arzt waren davon ausgenommen. Arztkontakte, die auf Überweisung hin stattfanden, waren von der „Praxisgebühr" ebenso wie Vorsorgeuntersuchungen befreit.

Ziel der Praxisgebühr war es neben der Entlastung der Krankenkassen um geplante 2,5 Milliarden die „Eigenverantwortung der Versicherten für ihre Gesundheit" zu stärken[15]. Konkret sollte verhindert werden, dass Patienten auch weiterhin mit Bagatellerkrankungen gleich den Arzt aufsuchen und des Weiteren war beabsichtigt, die Selbstüberweisungen zu den Fachärzten zu reduzieren[15].

---

[14] eigene Darstellung in Anlehnung an Berchet, 2015, S.10
[15] vgl. Esser, 2012

2.4 Zuzahlungspflicht

Die Zuzahlung galt für folgenden Personenkreis und war mit Ausnahme von medizinischen Notfällen vor der Behandlung wie folgt zu entrichten[16]:

Tabelle 1: Zuzahlungspflicht[16]

Die Praxisgebühr ist einmal im Quartal zu zahlen:	Nicht zahlen müssen:
von jedem Patienten, der gesetzlich krankenversichert ist	Kinder und Jugendliche unter 18 Jahren
bei jedem Erstkontakt mit einem Haus - oder Facharzt oder Psychotherapeuten in einem Quartal	Angehörige der freien Heilfürsorge (Polizei, Feuerwehr, Bundesgrenzschutz, Bundeswehr, Zivildienstleistende, Postbeamte)
bei jedem Erstkontakt im kassenärztlichen Notfalldienst / Notfallbehandlung am Krankenhaus, unabhängig welcher Arzt die Notfallversorgung vornimmt	Versicherte, die nur eine reine Vorsorgeuntersuchung (z.B. Check - up oder Impfleistung) in Anspruch nehmen
bei jedem Erstkontakt im Quartal in der Zahnarztpraxis	Patienten, die mit einer Überweisung aus dem aktuellen Quartal kommen
	jene Versicherte, die das Prinzip der Kostenerstattung mit der Krankenkasse vereinbart haben
	Versicherte, die im Rahmen eines Berufsunfalls behandelt werde
	Privatpatienten
	Asylbewerber
	Patienten mit einer Zuzahlungsbefreiung

Die freie Arztwahl blieb nach wie vor bestehen. Ein Patient konnte auch ohne Überweisung mehrere Ärzte im Quartal aufsuchen, wobei er dann allerdings bei jedem dieser Ärzte die 10 Euro Praxisgebühr entrichten musste[17].

---

[16] vgl. Kassenärztliche Vereinigung Mecklenburg-Vorpommern, 2004
[17] vgl. Kassenärztliche Vereinigung Mecklenburg-Vorpommern, 2004

2.5 Die Praxisgebühr als Steuerungsinstrument

Zunächst haben die GKV-Versicherten so auf die Einführung der Praxisgebühr reagiert, wie es der Gesetzgeber beabsichtigte[18]: Die Zahl der Patienten ohne Arztkontakte blieb konstant (zwischen zwei und drei Prozent) und die Zahl der Facharztbesuche ohne vorherige Überweisung durch den Hausarzt oder einen anderen Facharzt sank ab 2004 deutlich.

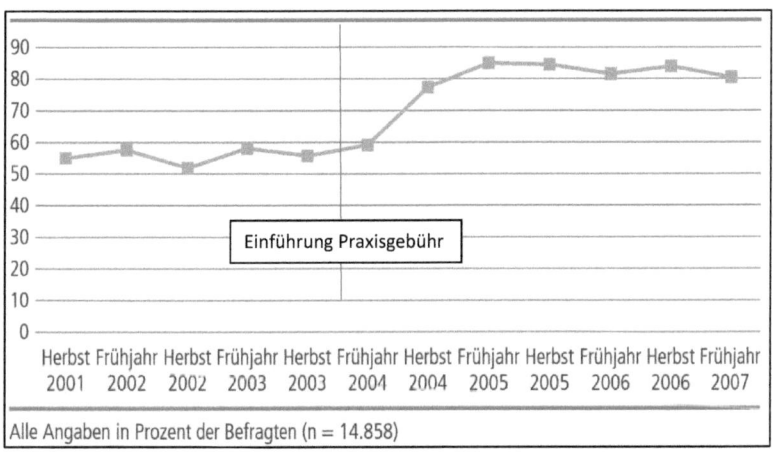

Abbildung 5: Anteil der GKV-Versicherten, die in den vergangenen zwölf Monaten den Facharzt aufsuchen mussten und immer mit Überweisung zum Facharzt gegangen sind[19]

Anhand der Abrechnungsstatistik der Kassenärztlichen Bundesvereinigung kann als bundesweiter Trend ein steigender Leistungsbedarf sowie steigende Fallzahlen ab dem Jahre 2009 dargestellt werden[20]. Zudem setzt sich dieser Trend mit Abschaffung der Praxisgebühr fort.

---

[18] vgl. Reiners & Schnee, 2007, S. 138
[19] eigene Darstellung in Anlehnung an Reiners & Schnee, 2007
[20] vgl. Heuer, 2016, S11.

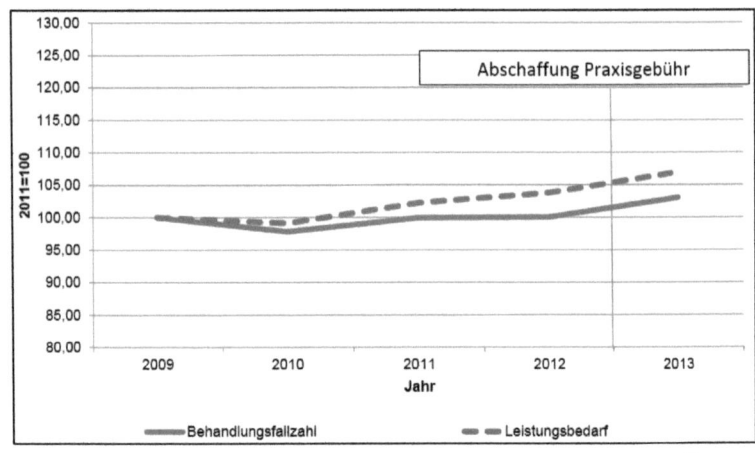

Abbildung 6: Leistungsbedarf und Behandlungsfallzahl in Deutschland[20]

3 Methodisches Vorgehen

Die Arbeit wurde durch eine Literaturanalyse umgesetzt. Aufgrund der relativen Aktualität des Themas waren zahlreiche Quellen verfügbar, wenngleich nicht alle einen wissenschaftlichen Hintergrund aufwiesen.

Die Literaturrecherche erfolgte über das Verlagsportal Springer Online, das Deutsche Ärzteblatt sowie über frei verfügbare Publikationen. Abrufzeitraum waren die Monate August 2018 bis einschließlich Januar 2019. Die genutzten Daten weisen aufgrund der Retrospektive eine unterschiedliche Aktualität auf.

4 Ergebnisse

Die Gesundheitsreform hatte das Ziel Patienten stärker an ihren Krankheitskosten zu beteiligen und im Gegenzug die Beiträge der gesetzlichen Krankenkassen zu senken[21]. Dieses sollte über Zuzahlungsregelungen für Medikamente, Krankenhausaufenthalte, Heilmittel und häusliche Krankenpflege umgesetzt werden[21].

Um die Zuzahlungen bei einer Belastungsgrenze deckeln zu können bestand für Versicherte die Möglichkeit sich gemäß § 62 SGB V von der Praxisgebühr befreien zu lassen, wenn die Zuzahlungen mehr als zwei Prozent ihres Jahreseinkommens ausmachten. Dieses galt allerdings erst nach Erreichen einer Obergrenze und dann auch nur bis jeweils für den Rest des Kalenderjahres[22]. Bei chronisch kranken

---

[21] vgl. Merten, 2003
[22] vgl. Kassenärztliche Vereinigung Hessen, 2004

Patienten lag die Belastungsgrenze bei mehr als ein Prozent des Jahreseinkommens und ob Versicherte zu den „Chronikern" zählten wurde allein durch die entsprechende Krankenkasse festgestellt[22].

Um die Frage nach einer sozialen Ausgewogenheit sowie die durch die Zuzahlungsbefreiung limitierte Steuerungswirkung beurteilen zu können, wurden mit dem GKV-Wettbewerbsstärkungsgesetz die Spitzenverbände der gesetzlichen Krankenversicherung (GKV) in § 62 Absatz 5 SGB V verpflichtet, für das Jahr 2006 die Ausnahmeregelungen von der Zuzahlungspflicht hinsichtlich ihrer Steuerungswirkungen zu evaluieren[23]. Dieser Bericht erschien als Bundestagsdrucksache 17/8722 am 10.02.2012 und zeigt ein differenziertes Bild der Entwicklung seit Einführung der Praxisgebühr.

Die durchschnittliche jährliche Zuzahlungsbelastung je Versicherten im genannten Zeitraum betrug demnach rund 72 Euro und im Durchschnitt waren ca. 6,981 Millionen Versicherte jährlich nach Erreichen ihrer Belastungsgrenze von den Zuzahlungen nach § 62 SGB V befreit[24].

4.1 Frage der Patientensteuerung

Hinsichtlich der Frage einer Steuerungswirkung von Zuzahlungen in der GKV konnte der Bericht (Bundestagsdrucksache 17/8722) jedoch auf Basis der sechs zugrundeliegenden Studien in der Gesamtbetrachtung keine generelle Aussage treffen[24].

4.1.1 Fallzahlen

Tatsächlich sank die mittlere Fallzahl nach Einführung der Praxisgebühr zunächst, stieg allerdings ab dem Jahre 2006 wieder an und erreichte damit einen Wert, der über dem Ausgangsniveau vor Einführung der Gebühr lag (siehe Abbildung 8). Dieser Trend verstärkte sich noch nach der Abschaffung der Praxisgebühr[25]. Bezüglich der Fallzahlen lässt sich somit ein Trend zu einer insgesamt steigenden Leistungsinanspruchnahme von sowohl Zuzahlungsbefreiten als auch den übrigen GKV-Versicherten beobachten[24]. Die Praxisgebühr konnte diese Entwicklung nachhaltig nicht beeinflussen[24].

---

[23] vgl. Deutscher Bundestag, 2012, S.4
[24] vgl. Deutscher Bundestag, 2012, S.63
[25] vgl. Heuer, 2016, S.8

4.1.2 Erstinanspruchnahme von Fachärzten

Demgegenüber wirkte sich die Praxisgebühr signifikant bei der Erstinanspruchnahme von Fachärzten aus. Mit ihrer Einführung sank der Anteil an Originalfällen schlagartig und deutlich mehr Menschen als zuvor kamen mit Überweisung statt wie bisher einfach mit ihrer Chipkarte in die Praxis[25]. Nach Abschaffung der Gebühr kehrten die Patienten zu alten Gewohnheiten zurück, so dass an dieser Stelle aufgrund der beobachteten Effekte ein Einfluss der Praxisgebühr auf das Patientenverhalten bejaht und damit auch die Frage einer möglichen Patientensteuerung zu mindestens anteilig positiv zu beantworten ist[25].

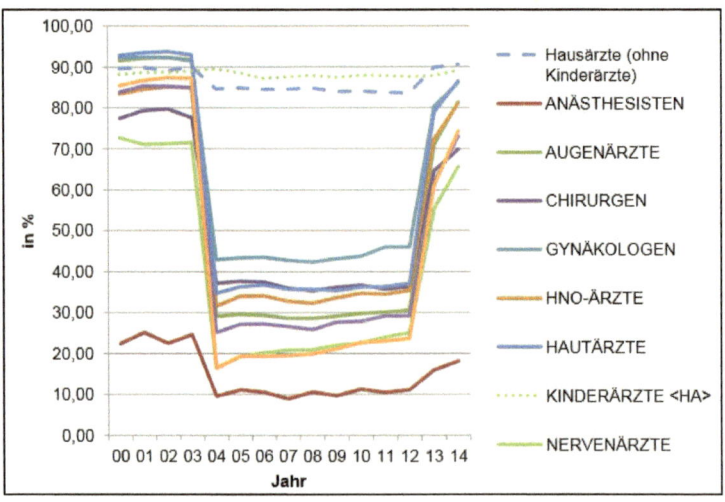

Abbildung 7: Anteil Originalfälle in ausgewählten Haus-/Fachärztlichen Praxen 2000 bis 2014[26]

4.2 Auswirkungen der Praxisgebühr auf Notfallambulanzen

Die Auswirkungen des Steuerungsinstrumentes Praxisgebühr auf Notfallambulanzen ist leider wenig im Sinne der Versorgungsforschung untersucht worden. Nichtsdestotrotz konnte eine retrospektive Querschnittsstudie im Jahre 2013 zeigen, dass anhand von Untersuchungszeitpunkten (2001/2002 vs. 2006/2007) eine

---

[26] vgl. Heuer, 2016, S.8

signifikante Zunahme des Anteils angemessener Nutzer und damit tatsächlich akut Erkrankter beobachtet werden konnte[27].

Ein überproportional höherer Anteil unangemessener Inanspruchnahme wurde in dem Teilkollektiv der Migranten festgestellt, so dass für diese Patienten eine Verbesserung des Zugangs zu adäquater medizinischer Versorgung außerhalb der Notfallambulanzen empfohlen wurde[27]. Darüber hinaus erscheint es nach Darstellung der Autoren weiterhin notwendig eine Aufklärung und Information vor allem für jüngere Patienten über die Funktion klinischer Notfallambulanzen zu veranlassen, um adäquate Versorgungsinstanzen aufzuzeigen[27].

4.3 Notfallzahlen nach Ende der Praxisgebühr

Der Effekt der abgeschafften Praxisgebühr zeigt sich auch in steigenden Notfallbehandlungsfallzahlen, da die Zahl der Fälle 2013 sowohl in Krankenhausambulanzen als auch in Vertragsarztpraxen deutlich ansteigt[28].

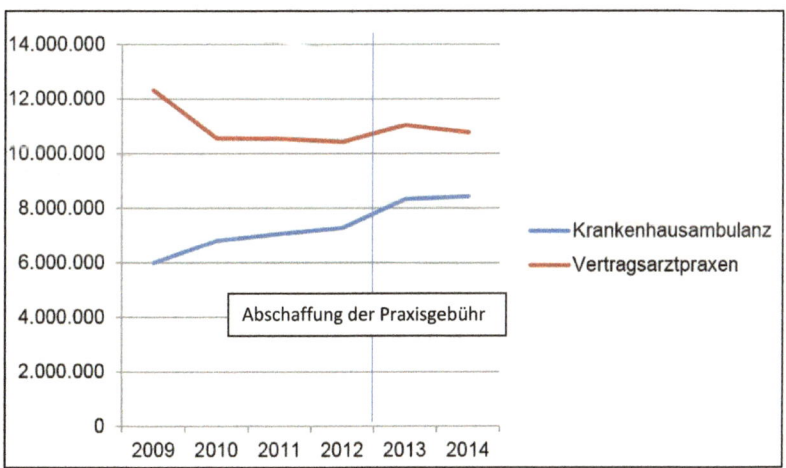

Abbildung 8: Entwicklung der ambulanten Notfallbehandlungsfallzahlen[29]

---

[27] vgl. David et al., 2013, S.173
[28] vgl. Heuer, 2016, S.14
[29] eigene Darstellung in Anlehnung an Heuer, 2016

Der Trend in Krankenhausambulanzen scheint allerdings nicht nur von der Praxisgebühr abhängig zu sein, da sich der Anstieg dort 2014 fortsetzt, während in Vertragsarztpraxen Notfallbehandlungsfallzahlen 2014 rückläufig sind[28].

4.4 Kritikpunkte der Praxisgebühr

Kritikpunkte zur Praxisgebühr sind zahlreich vertreten, zumal die Praxisgebühr bereits neun Jahre nach ihrer Einführung wieder abgeschafft wurde. Im Rahmen dieser Ausarbeitung soll eine Fokussierung der wesentlichen Kritikpunkte auf eine ggf. einzuführende Notfallgebühr erfolgen, so dass an dieser Stelle explizit kein Anspruch auf Vollständigkeit gelegt werden kann.

4.4.1 Hausarzt als Lotse

Eines der Ziele der „Praxisgebühr" war die Anzahl an Selbstüberweisungen zu den Fachärzten zu reduzieren[30]. Im Sinne einer Lotsenfunktion sollte eine Filterung bei den Hausärzten einsetzen, die leichtere Erkrankungen ihrer Patienten selbst therapieren oder ggf. eine Weiterleitung zu einer entsprechenden speziellen Fachrichtung veranlassen. In der Praxis konnte diese Regelung jedoch nicht zielführend umgesetzt werden, da die Hausärzte sich den Wünschen Ihrer Patienten nach Facharzt-Überweisungen vor dem Hintergrund des drohenden Patientenverlustes nicht erwehren konnten[31]. Die Steuerungsfunktion im Sinne eines Gatekeeping, das eine ungesteuerte kostspielige Inanspruchnahme durch die Patienten begrenzen sollte[32], fand praktisch nur eingeschränkt statt. Gleichzeitig wurde durch die erhöhte Forderung nach Facharztbehandlungen die sogenannte Defensiv-Medizin bei den Hausärzten verstärkt, indem mit dem Ausstellen der Überweisung aggressiv-fordernde Patienten sowie gleichzeitig Haftungsrisiken abgaben[32]. So ist es nicht verwunderlich, dass nach Abschaffung der Praxisgebühr die Anzahl an Überweisungen zu Fachärzten im Jahre 2013 um etwa 59 % zurück ging[33].

---

[30] vgl. Esser, 2012
[31] vgl. Büttner, 2014, S.49
[32] vgl. Birkner, 2016, S.20
[33] vgl. Zimmermann, 2013

4.4.2 Bürokratischer Aufwand

Der zusätzliche bürokratische Aufwand war immens, die Kosten für die Etablierung und Umsetzung der Praxisgebühr wurden auf ca. 330 Millionen Euro geschätzt[34]. Durch diesen von der Kassenärztlichen Bundesvereinigung als „Bürokratietreiber erster Güte" gebrandmarkten Aufwand wurde tatsächlich knapp ein Viertel der Praxisgebühr-Einnahmen durch die dazugehörige Bürokratie direkt wieder verbraucht[35]. Der jährliche Zeitfaktor für die Eintreibung und Verarbeitung der Gebühr wurde im Schnitt mit 120 Arbeitsstunden je Praxis gewertet[36].

Ein wesentlicher Faktor war zudem, dass die Gebühr von den Mitarbeiterinnen der Praxen eingefordert wurde, was gelegentlich Unzufriedenheit und mangelndes Verständnis bei den Patienten auslöste[37]. Dieser Frust traf dann überwiegend die medizinischen Fachangestellten. Das findet sich allerdings bemerkenswerterweise kaum in Studien zur Praxisgebühr wider.

Darüber hinaus kam es nach Einführung der Gebühr vermehrt zu Praxiseinbrüchen. Der bislang ungewohnte Umgang mit Bargeld in den Praxen schuf neue kriminelle "Tatanreize"[38]. Gerade zu Beginn der Abrechnungsquartale, wenn nahezu jeder Patient seine 10 Euro entrichten muss, war es für die Ärztinnen und Ärzte wichtig, das Geld so schnell wie möglich auf die Bank zu bringen, möglichst zweimal am Tag[38].

4.4.3 Soziale Ungleichheit

Patienten mit schlechtem Gesundheitszustand sind nach der Einführung der Praxisgebühr seltener zum Arzt gegangen: von 2003 bis 2005 sank die Zahl um rund ein Drittel, von durchschnittlich 23 Besuchen auf 16[39]. Zudem kann kritisch bemerkt werden, dass trotz Härtefallregelungen die unterste Einkommensgruppe ihre Arztkontakte kurzfristig nach Einführung der Praxisgebühr am stärksten reduzierte[39]. Allerdings sind diese Aussagen nicht mit der Frage nach der Notwendigkeit, d.h. ob wichtige oder überflüssige Arztbesuche vermieden wurden, verknüpft. Daher sind diese Aussagen kritisch zu werten.

Nichtsdestotrotz ist davon auszugehen, dass selbst relativ niedrige Zuzahlungen wie die Praxisgebühr eine bedarfsgerechte Inanspruchnahme der medizinischen

---

[34] vgl. Deutsches Ärzteblatt, 2012b
[35] vgl. Kassenärztliche Bundesvereinigung, 2012
[36] vgl. Ärzte Zeitung, 2014
[37] vgl. RP Online, 2013
[38] vgl. Ebner, 2004
[39] vgl. Gebhardt, 2005, S.19

Versorgung gefährden können, dieses gilt insbesondere bei sozial benachteiligten Versicherten[40].

4.5 Erfolgsfaktoren der Praxisgebühr

Die Praxisgebühr wurde im Jahre 2012 vom Hartmannbund sarkastisch als „Voller Erfolg für ein Paradebeispiel und irrwitzige Stilblüte deutscher Gesundheitsbürokratie" bezeichnet[41].

Umso mehr fasziniert doch, dass auch wenn sie als Instrument zur Steuerung der Inanspruchnahme ärztlicher Leistungen versagt hat, der Ablauf und das Procedere in der Praxis dennoch funktioniert haben. Über mehrere Jahre gelang die ambulante Eintreibung der Zuzahlung und wurde trotz deutlichen Mehraufwands für die Behandler umgesetzt. Dieses ist in erster Linie den niedergelassenen Ärztinnen und Ärzten sowie ihres Personals zu verdanken, die gezwungenermaßen nicht nur die „Stilblüte der Gesundheitsbürokratie" getragen, sondern in letzter Konsequenz diese auch den Patientinnen und Patienten kommuniziert und vermittelt haben.

In der Folge ist es zu einer Reduzierung der „Selbstüberweisungen" zu Fachärzten gekommen, wenngleich vor dem Hintergrund des drohenden Patientenverlustes die angestrebte Steuerungsfunktion im Sinne eines Gatekeeping nicht komplett eingetreten ist. Die Hausärzte konnten dennoch steuernd auf die Patienten einwirken und ggf. die Auswahl eines geeigneten Fachkollegen mit treffen, so dass das gesundheitspolitische Ziel, die Hausärzte zu stärken und die Inanspruchnahme von Fachärzten gezielter zu steuern zu mindestens in der Tendenz erfüllt wurde[42].

Auch finanziell hat sich die Praxisgebühr gelohnt. Jährlich konnten ca. zwei Milliarden Euro generiert werden. Dieses Geld erhielten wohlgemerkt die Krankenkassen, nicht die Ärzte als eigentliche Leistungserbringer[43].

4.6 Abschaffung der Praxisgebühr

Im November 2012 beschloss der Bundestag, die Praxisgebühr mit Wirkung vom 1. Januar 2013 ersatzlos zu streichen und kam damit einer langen Forderung der Oppositionsparteien nach[44].

---

[40] vgl. Rückert et al., 2008
[41] vgl. Hartmannbund, 2012a
[42] vgl. Reiners & Schnee, 2007, S.152
[43] vgl. Deutsches Ärzteblatt, 2012b
[44] vgl. Bundeszentrale für politische Bildung, 2014

Erleichtert wurde diese Entscheidung durch einen hohen Überschuss bei den Krankenkassen, der sich auf mehr als 20 Milliarden Euro belief. Als eigentliche Argumente für die Abschaffung der Praxisgebühr wurden allerdings folgende Sachverhalte angeführt[44]:

- Die Praxisgebühr habe ihre eigentliche Steuerungsfunktion, also die Reduzierung der Zahl der Arztbesuche, verfehlt.
- Die Praxisgebühr habe insbesondere den Ärztinnen und Ärzten einen hohen bürokratischen Aufwand auferlegt.

5 Diskussion

Die Diskussion um eine mögliche Notfallgebühr hat gerade erst begonnen und provoziert zum Teil heftigen Widerspruch, findet aber auch viele Unterstützer in ärztlichen Kreisen[45]. Vor dem Hintergrund, dass immer mehr Patienten mit Bagatellerkrankungen die Notaufnahmen und Rettungsstellen von Krankenhäusern aufsuchen, bleibt immer weniger Zeit für „echte Notfälle" zur Verfügung[45]. Nach Schätzungen der Deutschen Gesellschaft für interdisziplinäre Notfall- und Akutmedizin macht diese Patientenklientel bereits 50 bis 70 Prozent der Notfälle aus. Dementsprechend werden zunehmend Forderungen nach Steuerungsmöglichkeiten laut, die eine finanzielle Steuerung als „Ultima Ratio" bereits nicht mehr ausschließen[45].

5.1 Frage der Übertragbarkeit auf eine mögliche Notfallgebühr

Die Frage der Übertragbarkeit ist nicht einheitlich zu beantworten. Je nach Gestaltung der einzuführenden Notfallgebühr können Analogien zur Praxisgebühr aufgewiesen bzw. ausgeschlossen werden. Der Niedersächsische KV-Vorstand forderte zuletzt eine Notfallgebühr von 50 €, die damit von der Kostenhöhe wesentlich über der damaligen Praxisgebühr liegt[45]. Auch die Abkehr von einer quartalsweisen Belastung gegenüber einer tatsächlichen anlassbezogenen Pauschale reduziert eine mögliche Vergleichbarkeit zur Praxisgebühr. Dennoch sind Grundelemente in beiden Varianten im Sinne einer finanziellen Selbstbeteiligung der Patienten vorhanden, so dass Ergebnisse anteilhaft übertragen werden können.

Unterschiede bestehen aber auch in der Art der medizinischen Versorgung, welche mit den „Gebühren" reguliert werden sollen. Während bei der Praxisgebühr die Hausärzte in ihrer Lotsenfunktion gestärkt und unnötige Facharztkontakte reduziert werden

---

[45] vgl. Niedersächsisches Ärzteblatt, 2018

sollten, handelt es sich bei der Notfallversorgung in der Regel um die Eintrittspforte in die stationäre Versorgung. Im Sinne einer Notfallversorgung wird der Patient in einer Notaufnahme immer umgehend versorgt, während er bei der ambulanten Behandlung in der Regel immer mit Wartezeiten auf den nächsten freien Termin rechnen muss. Auch der Umfang der medizinischen Versorgung ist different.

In der Notfallversorgung wird schon allein aus Haftungsgründen eher „Diagnostik betrieben" als bei einer ambulanten Behandlung, in der sich der Patient zu einem späteren Folgetermin noch einmal vorstellen kann. Auch das Spektrum an diagnostischen Möglichkeiten differiert, da im ambulanten Sektor nicht in dem gleichen Maße Medizintechnik vorgehalten werden kann wie bei einem stationären Versorger. Dieses betrifft insbesondere radiologische Zusatzuntersuchungen. Aus Sicht der Patienten wird somit durch die Nutzung der Notfallversorgung möglicherweise deutlich schneller die Krankheitsursache ermittelt und eigene Folgetermine und Wiedervorstellungen überflüssig.

Studien konnten bereits zeigen, dass bei der Entscheidung sich ohne eine ärztliche Einweisung an eine Rettungsstelle zu wenden nicht nur medizinische Faktoren, sondern in den meisten Fällen zugleich auch andere Aspekte, wie Bequemlichkeits- oder Qualitätsvorteile bei den Patienten motivierend vorlagen[46].

Im Kern beinhalten beiden „Gebühren" die Forderung nach: Einer notwendigen Steuerung des Patientenverhaltens bei „Bagatellerkrankungen", Minimierung unnötiger Kosten, Schonung von Ressourcen und zielgerichtete Erhaltung von Kapazitäten. Auch wenn es nicht zu völliger Kongruenz der Charakteristika der beiden Instrumente kommen kann bzw. wird, sind doch wesentliche Elemente im Sinne einer Zuzahlung ähnlich, so dass eine Vergleichbarkeit als möglich und sinnvoll erscheint.

5.2 Mögliche Auswirkungen der Erfolgsfaktoren und Kritikpunkte

Als Erfahrungen aus den Entwicklungen und Auswirkungen der Praxisgebühr können fünf wesentliche Kernpunkte für die Einführung einer Notfallgebühr aufgegriffen werden:

1. Eine mögliche Notfallgebühr als alleiniges Steuerungsinstrument wird keinen Einfluss auf die Gesamtfallzahlen haben. Ein stetiger Zuwachs an Leistungsinanspruchnahme über viele Jahre hinweg konnte dargestellt werden. Dieser wird sich zwar verschieben oder verändern, er bleibt aber in der Masse

---

[46] vgl. Steffen et al., 2007

bestehen. Eine Notfallgebühr wird vermutlich dennoch in Analogie zu den „Selbstüberweisungen" zu Fachärzten wie bei der Praxisgebühr einen Einfluss auf das Patientenverhalten haben. Diesen gilt es zu nutzen und den Leistungsanspruch zurück zur primärärztlichen Versorgung zu lenken.

2. Den Versicherten ist eine Zuzahlung bzw. Pauschale bekannt und wird nicht geschätzt. Dennoch funktioniert das Modell in der Praxis. Der organisatorische Aufwand allerdings ist nicht bei den Leistungserbringern anzusiedeln, um eine weitere Reduzierung von medizinischen Kapazitäten zu vermeiden. In diesem Sinne sollte die Zuzahlung nicht in den Kliniken und vor allem nicht als Barzahlung vorgenommen werden, sondern nachgeordnet durch die Krankenkassen oder alternativ durch externe Abrechnungsdienstleister umgesetzt werden. Ziel der Bemühungen muss es sein, dass der Patient im Krankheitsfall ohne Hürden und unkompliziert ärztliche Hilfe in Anspruch nehmen kann, aber gleichzeitig der ungeregelte und wahllose Zugang zu Gesundheitsdienstleistungen medizinisch sinnvoll und bürokratiearm gesteuert wird[47].

3. Die Berücksichtigung der sozialen Ungleichheit ist als Faktor zu berücksichtigen. Es sollte ausgeschlossen werden, dass Menschen aufgrund Ihres sozioökonomischen Status den Zugang zur Notfallversorgung verlieren und damit gesundheitliche Nachteile erfahren. Nichtdestotrotz ist auch für diese Personengruppe eine unangemessene Inanspruchnahme zu vermeiden. Insofern ist das Primary Health Care-Konzept (PHC), basierend auf den Elementen Ziel der Unabhängigkeit, soziale Gerechtigkeit und Selbstverantwortung der Bevölkerung im Sinne einer primären Gesundheitspflege[48], weiter zu stärken. Konkret bedeutet dieses, dass durch eine Verbesserung der Hausärztlichen Versorgung sowie einer besseren Information und Anbindung der Patienten, und dieses betrifft insbesondere Menschen mit Migrationshintergrund, zum Abbau sozialer Ungleichheit bei der medizinischen Versorgung beigetragen wird.

4. Die Praxisgebühr hat gezeigt, dass sie in der Lage ist zusätzliche Erlöse zu generieren. Dieses wird ebenso bei einer möglichen Notfallgebühr der Fall sein. Die zusätzlichen Mittel sollten aber nicht den Krankenkassen zugordnet werden, sondern direkt bei den Leistungserbringern als zusätzliche Aufwandpauschale zur Refinanzierung genutzt werden. Daten belegen, dass das Einzugsgebiet die soziodemografischen Charakteristika der Patienten einer Notaufnahme wesentlich beeinflusst und insofern Notaufnahmen je nach

---

[47] vgl. Hartmannbund, 2012b
[48] vgl. Diesfeld et Beiersmann, 2014

Einzugsgebiet unterschiedlich stark beansprucht werden[49]. Diesen Effekt gilt es mit den zusätzlichen Mitteln einer Notfallgebühr auszugleichen, um einen vergleichbaren und gerechten Anspruch auf medizinische Versorgung insbesondere unter der Beachtung von Qualität und Wartezeiten erzielen zu können. Notwendige Investitionen sind zudem auch für Vorhalteleistungen und Personalentwicklung sicherzustellen, um der zunehmenden chronische Überlastung des medizinischen Personals in der Notfallversorgung adäquat begegnen zu können[50].

5. Auch wenn von keinem Moral-Hazard-Effekt bei der Praxisgebühr berichtet wurde[51], konnten sich Hausärzte den Wünschen Ihrer Patienten nach Facharzt-Überweisungen vor dem Hintergrund des drohenden Patientenverlustes nicht erwehren[52]. Es ist anzunehmen, dass diese Forderungen nicht einzelne Facharztüberweisungen betrafen, sondern dass Patienten nach der im Moral Hazard Theorem unterstellten Mentalität gleich mehrere Fachärztliche Behandlungen gefordert und somit den individuellen Nutzen maximiert haben.

Für ein zukunftsfähiges Gesundheitssystems steht im Mittelpunkt die Stärkung der Eigenverantwortung von Patientinnen und Patienten und damit gleichzeitig die Erkenntnis, dass begrenzte Ressourcen nicht grenzenlos in Anspruch genommen werden können[53].

Als Konsequenz ist die Einrichtung einer Notfallgebühr nicht als Pauschale auf Quartalsbasis zu fordern, sondern basierend auf den Erfahrungen mit der Praxisgebühr, als grundsätzliche Zuzahlung zu jedem Besuch einer Notfallambulanz. Dieses Selbstkostenpauschale sollte unabhängig von einer möglicherweise stationären Weiterbehandlung sein, um Diskussionen mit dem medizinischen Personal vor Ort über eine ggf. vorzunehmende Rückerstattung etc. zu vermeiden.

6 Zusammenfassung

Aktuell wird in der Gesundheitspolitik die Einführung einer Notfallgebühr für Patienten gefordert, die die Notfallambulanzen der Krankenhäuser aufsuchen. In den letzten Jahren hat es hier eine starke Zunahme an Patientenkontakten in Deutschland gegeben, ohne dass dafür medizinische Gründe vorliegen. Eine konservative Schätzung geht davon aus, dass mindestens 30 % der Patienten ebenso gut ambulant

---

[49] vgl. David et al., 2013, S.173
[50] vgl. Osterloh, 2017
[51] vgl. Reiners & Schnee, 2007, S.141
[52] vgl. Büttner, 2014, S. 49
[53] vgl. Hartmannbund, 2012b

hätte behandelt werden können. Ursachen dieser Entwicklung sind nicht nur medizinische Faktoren, sondern in den meisten Fällen zugleich auch andere Aspekte, wie Bequemlichkeits- oder Qualitätsvorteile sowie ein zu postulierendes Informationsdefizit über das deutsche Gesundheitssystem.

Ein ähnliches Steuerungsinstrument wie die zurzeit geforderte Notfallgebühr im Sinne einer Zuzahlungspauschale gab es in Deutschland schon einmal: Die Praxisgebühr der Jahre 2004 bis 2012. Diese wurde mit dem GKV-Modernisierungsgesetz im Jahre 2004 mit dem Ziel einer besseren Patientensteuerung eingeführt und bereits 2012 wieder zurückgenommen. Ursächlich für das Ende war eine fraglich verfehlte Steuerungsfunktion, da eine Reduzierung der Anzahl an Arztbesuchen nicht aufgetreten ist, wenngleich eine Stärkung der primärärztlichen Versorgung durch Reduzierung der Selbstüberweisungen zu Fachärzten möglich war. In der Praxis gelang es das vielkritisierte Steuerungsinstrument der Praxisgebühr über Jahre hinweg mit erheblichem bürokratischem Aufwand umzusetzen und somit Zusatzerlöse für die Krankenkassen von jährlich ca. zwei Milliarden Euro zu generieren.

Auf Grund einer gewissen Vergleichbarkeit erscheint es möglich die Erfahrungen resultierend aus der Praxisgebühr aufzunehmen und in Hinblick auf eine ggf. einzuführende Notfallgebühr zu nutzen.

Wesentliche Fehler wie den bürokratischen Aufwand bei den Leistungsempfängern anzusiedeln, die Zuordnung der zusätzlich generierten Mittel zu den Krankenkassen vorzunehmen sowie die Einrichtung der Pauschale auf Quartalsbasis sollten dabei vermieden werden. Vielmehr ist für ein zukunftsfähiges Gesundheitssystems die Eigenverantwortung von Patientinnen und Patienten und damit gleichzeitig die Erkenntnis, dass begrenzte Ressourcen nicht grenzenlos in Anspruch genommen werden können zu fordern. Gleichzeitig wird eine weitere Stärkung des primärärztlichen Modells empfohlen, um Benachteiligungen auf Grundlage eines unterschiedlichen sozioökonomischen Status minimieren zu können.

Die Notfallgebühr sollte als konsequente Zuzahlung zu jeder Inanspruchnahme einer Notfallambulanz etabliert werden und dennoch kann mit diesem Steuerungsinstrument allein kein Einfluss auf die Gesamtfallzahlen erwartet werden. Ein stetiger Zuwachs an Leistungsbedarf im Gesundheitssystems ist über viele Jahre hinweg beschrieben worden und wird sich ebenso wie unter der Praxisgebühr nicht verringern. Eine Lenkung der Patientenströme erscheint in Analogie zur Praxisgebühr jedoch möglich und wird neben der Refinanzierung der Notfallambulanzen durch die Notfallpauschale als alleiniges Ziel dieses Steuerungsinstruments für realistisch und auch sinnvoll angesehen.

Literaturverzeichnis

Ärzte Zeitung (2014). KBV-Geschäftsbericht: Erstmals wieder kräftiges
  Honorarplus.https://www.aerztezeitung.de/politik_gesellschaft/berufspolitik
  /article/856038/kbv-geschaeftsbericht-erstmals-kraeftiges-
  honorarplus.html?sh=72&h=-603104164 (03.01.2019)

Augurzky, B.; Krolop, S.; Pilny, A.; Schmidt, C.M.; Wuckel, C. (2017).
  Krankenhaus Rating Report 2017. Strukturfonds – beginnt jetzt die große
  Konsolidierung? Heidelberg: medhochzwei Verlag.

Berchet, C. (2015), "Emergency Care Services: Trends, Drivers and Interventions
  to Manage the Demand", OECD Health Working Papers, No. 83, OECD
  Publishing, Paris. https://www.oecd-ilibrary.org/docserver/5jrts344crns-
  en.pdf?expires=1546601731&id=id&accname=guest
  &checksum=397B2518F37D080167C278E84EE05ED9 (04.01.2019).

Birkner, B. (2016) Einführung in das Versorgungsmanagement. VEMAM01
  Studienheft der Apollon Hochschule der Gesundheitswirtschaft,
  Bremen

Bundeszentrale für politische Bildung (2014) Acht Jahre Praxisgebühr: Ziele,
  Auswirkungen und Abschaffung. Die Praxisgebühr und ihre finanziellen
  Wirkungen, http://www.bpb.de/politik/innenpolitik/gesundheitspolitik
  /72604/arztbesuche-und-praxisgebuehr?p=1 (03.01.2019).

Büttner, J. (2014) Die Praxisgebühr 2004 - 2012 - wirkungsvolles
  Steuerungsinstrument oder Bürokratiegebilde mit sozialer
  Ausgrenzung? Ein analysierender Rückblick. Hamburg: Bachelor +
  Master Publishing Verlag.

David, M.; Babitsch, B.; Klein, N.; Möckel, M.; Borde, T. (2013) Notfall
  Rettungsmed 16:167. https://doi.org/10.1007/s10049-012-1676-4
  (03.01.2019).

Deutscher Bundestag (2012) Unterrichtung durch die Bundesregierung - Bericht des
  Spitzenverbandes Bund der Krankenkassen zur Evaluation der
  Ausnahmeregelungen der Zuzahlungspflicht. Drucksache
  17/8722http://dipbt.bundestag.de/dip21/btd/17/087/1708722.pdf
  (03.01.2019).

Deutsches Ärzteblatt (2012a) Verschleppte Arztbesuche wegen Praxisgebühr-
  https://www.aerzteblatt.de/nachrichten/49398/Verschleppte-Arztbesuche-
  wegen-Praxisgebuehr (25.08.2018).

Deutsches Ärzteblatt (2012b) Praxisgebühr: Das Ende eines Irrtums.

https://www.aerzteblatt.de/archiv/132637/Praxisgebuehr-Das-Ende-eines-Irrtums (03.01.2019).

Deutsches Ärzteblatt (2018a) KV Niedersachsen schlägt erneut Gebühr für Notaufnahme vor. https://www.aerzteblatt.de/treffer? mode=s&wo=&typ=1&nid=96383&s=praxisgeb%FChr (25.08.2018).

Deutsches Ärzteblatt (2018b) Ambulante Notfallversorgung: Patienten besser steuern. https://www.aerzteblatt.de/archiv/treffer?mode=s&wo= 1008&typ=16&aid=196939&jahr=2018&s=notfallversorgung (25.08.2018).

Deutsches Ärzteblatt (2018c) Streit um Patientengebühr für Notaufnahme https://www.aerzteblatt.de/treffer?mode=s&wo=17 &s=praxisgeb%FChr&typ=1&nid=96026 (19.08.2018).

Deutsches Ärzteblatt (2018d) Patientensteuerung: Straßenkarte für Patienten. https://www.aerzteblatt.de/archiv/199062/Patientensteuerung-Strassenkarte-fuer-Patienten (27.12.2018).

Diesfeld, H.J.; Beiersmann, C. (2014) Von Rudolph Virchow zu den Milleniument-wicklungszielen. In Razum, O.; Zeeb, H.; Müller, O.; Jahn, A. (Hrsg.), Global Health – Gesundheit und Gerechtigkeit. (S. 19 – 24). Bern (Schweiz): Hans Huber Verlag.

Ebner, C. (2004) Neue "Tatanreize" für Kriminelle. Hamburg: Stern.de. https://www.stern.de/panorama/stern-crime/praxisgebuehr-neue--tatanreize--fuer-kriminelle-3516936.html (03.01.2019).

Esser, E. (2012) Acht Jahre sind genug - Das kurze Leben der ungeliebten Praxisgebühr. Der niedergelassene Arzt 11/2012. https://www.nav-virchowbund.de/uploads/files/11_s21-22_politik_esser.pdf? PHPSESSID=f0db19fae8eabedc0218081dcdd3b1b0 (25.08.2018).

Gebhardt, B. (2005) Zwischen Steuerungswirkung und Sozialverträglichkeit - eine Zwischenbilanz zur Praxisgebühr aus Sicht der Versicherten in: Böcken, J.; Braun, B.; Schnee, M.; Amhof, R. (Hrsg.): Gesundheitsmonitor 2005.Die ambulante Versorgung aus Sicht von Bevölkerung und Ärzteschaft. Gütersloh: Verlag Bertelsmann Stiftung.

Geissler, A.; Quentin, W. et Busse, R. (2017). Umgestaltung der Notfallversorgung: Internationale Erfahrungen und Potenziale für Deutschland. In: Klauber, J., M. Geraedts, J. Friedrich und J. Wasem (Hrsg.), Krankenhaus - Report 2017 – Schwerpunkt: Zukunft gestalten. Stuttgart: Schattauer, 41 - 54.

Haas, C.; Larbig M.; Schöpke T.; Lübke-Naberhaus K.- D.; Schmidt, C.; Brachmann, M.; Dodt, C. (2015). Gutachten zur ambulanten Notfallversorgung im Krankenhaus – Fallkostenkalkulation und

Strukturanalyse. Management Consult Kestermann GmbH (MCK); Deutsche Gesellschaft interdisziplinäre Notfall - und Akutmedizin e.V. (DGINA).

Hartmannbund (2012a). Hartmannbund begrüßt Abschaffung der Praxisgebühr. Pressemitteilung.https://www.hartmannbund.de/fileadmin/user_upload /Downloads/Themen/Hauptseite/Finanzierung-Gesundheitswesen/ PM/2012-11-05_PM_-Abschaffung_Praxisgebuehr.pdf (03.01.2019).

Hartmannbund (2012b). Stärkung der Eigenverantwortung unter Budgetbedingungen durch intelligente Steuerungsinstrumente. Hauptversammlung: Beschluss Nr.4. https://www.hartmannbund.de/fileadmin/user_upload/Downloads /Themen/Hauptseite/Eigenverantwortung/Beschluesse/2012-10-27_HV-04_Steuerung_Eigenverantwortung.pdf (03.01.2019)

Heuer, J. (2016). Placebo oder Wunderpille? Wie die Praxisgebühr Patienten-verhalten und Verordnungsmuster veränderte. Zentralinstitut für die kassenärztliche Versorgung in der Bundesrepublik Deutschland https://www.zi.de/fileadmin/images/content/PDFs_alle/ZiPaper_08-2016_Trends_Arzneiverordnungen_V3.pdf (18.08.2018).

Kassenärztliche Bundesvereinigung (2012). Mehr als 1,6 Millionen Unterschriften gegen die Praxisgebühr sind ein klares Votum der Bürger. Gemeinsame Presseinformation der Kassenärztlichen Bundesvereinigung (KBV) und der Kassenärztlichen Vereinigung Bayerns (KVB). https://www.kvb.de/fileadmin /kvb/dokumente/Praxis/Praxisfuehrung/Projekte/KVB-Anlaufstelle-Buerokratieabbau-Endbericht-Anlagen-2014.pdf. (03.01.2019)

Kassenärztliche Vereinigung Mecklenburg-Vorpommern (2004). Patienten Information - „Praxisgebühr" für die Krankenkasse n! https://www.dm-lange.de/assets/files/pdf/Info_zur_ Praxisgebuehr.pdf (28.08.2018).

Merten, M. (2003) Zuzahlungen: Vieles wird teurer. Dtsch Arztebl 2003; 100(43): A-2762. https://www.aerzteblatt.de/archiv/38976/Zuzahlungen-Vieles-wird-teurer-(Folge-9) (28.08.2018).

Niedersächsisches Ärzteblatt (2018) Streit um Notfallversorgung - KBV plant zentrale Anlaufstelle. Mitteilungsblatt der Ärztekammer Niedersachsen und der Kassenärztlichen Vereinigung Niedersachsen. 91. Jahrgang: August 2018.

Osterloh, F. (2017) Notfallversorgung: Die Patienten lassen sich nicht steuern Dtsch Arztebl 2017; 114(22-23): A-1087 / B-905 / C-887

Reiners, R.; Schnee, M. (2007) in Böcken, J.; Braun, B.; Amhof, R. (Hrsg.): Gesundheitsmonitor 2007 - Gesundheitsversorgung und Gestaltungsoptionen aus der Perspektive von Bevölkerung und Ärzten. Gütersloh: Verlag Bertelsmann Stiftung.

RP Online (2013). Aufatmen über Wegfall der Praxisgebühr. https://rp-online.de/nrw/staedte/willich/aufatmen-ueber-wegfall-der-praxisgebuehr_aid-16154601 (03.01.2019).

Rückert, I.-M.; Böcken, J. & Mielck, A. (2008) Are German Patients Burdened by the Practice Charge for Physician Visits ('Praxisgebuehr')? A Cross Sectional Analysis of Socio-Economic and Health Related Factors. BMC Health Services Research 2008, 8: 232.

RWI – Leibniz-Institut für Wirtschaftsforschung (2018). Notfallversorgung in Deutschland - Projektbericht im Auftrag der Kassenärztlichen Bundesvereinigung. http://www.hcb-institute.de/template/elemente/ 87/2018_04_18_Projektbericht_Notfallversorgung.pdf (27.12.2018).

Steffen, W.; Tempka, A.; Klute, G. (2007). Falsche Patientenanreize in der Ersten Hilfe der Krankenhäuser. Dtsch Arztebl 2007; 104(16): A-1088 / B-969 / C-921. https://www.aerzteblatt.de/archiv/55340/Falsche-Patientenanreize-in-der-Ersten-Hilfe-der-Krankenhaeuser (04.01.2019).

Wahlster, P. (2017). Analyse steigender Fallzahlen in der Notfallversorgung, Masterarbeit, Berlin School of Public Health.

Zimmermann, G.W. (2013) Unternehmen Arztpraxis – Wegfall der Praxisgebühr: Fallzahlen steigen! MMW -Fortschr. Med.2013; 155 (15).

Anhang

Tabelle 2: Übersicht über gesetzliche Zuzahlungen (Stand 2012)[54]

Leistung	Höhe der Zuzahlung	Rechtsgrundlage
Medizinische Vorsorgeleistungen /Medizinische Vorsorge für Mütter und Väter	10 Euro je Kalendertag	§ 23 Absatz 6 Satz 1/§ 24 Absatz 3 Satz 1 in Verbindung mit (i. V. m.) § 61 Satz 2 SGB V
Ärztliche Behandlung (sogenannte Praxisgebühr)	10 Euro je Kalendervierteljahr für jede erste Inanspruchnahme eines an der ambulanten ärztlichen, zahnärztlichen oder psychotherapeutischen Versorgung teilnehmenden Leistungserbringers, die nicht auf Überweisung aus demselben Kalendervierteljahr erfolgt. Ausnahme: Dies gilt nicht für die Inanspruchnahme – von Schutzimpfungen nach § 20d SGB V, – von Gesundheitsuntersuchungen nach § 25 SGB V, – von zahnärztlichen Untersuchungen nach § 55 Absatz 1 Satz 4 und 5 SGB V sowie – von Maßnahmen zur Schwangeren-vorsorge nach § 196 Absatz 1 RVO bzw. §23 Absatz 1 KVLG.	§ 28 Absatz 4 Satz 1 SGB V
(Verordnungsfähige) Arznei- und Verband-mittel	10 v. H. des Abgabepreises, mindestens 5 Euro und höchstens 10 Euro, allerdings nicht mehr als die Kosten des Mittels	§ 31 Absatz 3 Satz 1 i. V. m. § 61 Satz 1 SGB V
Heilmittel	10 vom Hundert (v. H.) der Behandlungskosten und 10 Euro je Verordnung	§ 32 Absatz 2 Satz 1 i. V. m. § 61 Satz 3 SGB V
Hilfsmittel	10 v. H. der Kosten, mindestens 5 Euro und höchstens 10 Euro pro Hilfsmittel Ausnahme: zum Verbrauch bestimmte Hilfsmittel. Hier beträgt die Zuzahlung	§ 33 Absatz 8 Satz 1 und 3 i. V. m. § 61 Sat

---

[54] vgl. Deutscher Bundestag, 2012, S.8f

	10 v. H. des insgesamt von der Krankenkasse zu über-nehmendem Betrag, jedoch höchstens 10 Euro für den gesamten Monat	z 1 SGB V
Häusliche Krankenpflege	10 v. H. der Kosten für maximal 28 Tage pro Jahr und 10 Euro je Verordnung	§ 37 Absatz 5 i. V. m. § 61 Satz 3 SGB V
Soziotherapie	10 v. H. der Kosten je Kalendertag, mindestens 5 Euro und höchstens 10 Euro	§ 37a Absatz 3 i. V. m. § 61 Satz 1 SGB V
Haushaltshilfe	10 v. H. der Kosten je Kalendertag, mindestens 5 Euro und höchstens 10 Euro	§ 38 Absatz 5 i. V. m. § 61 Satz 1 SGB V
Krankenhausbehandlung (vollstationär)	10 Euro je Kalendertag für längstens 28 Tage im Kalenderjahr	§ 39 Absatz 4 Satz 1 i. V. m. § 61 Satz 2 SGB V
Leistungen zur medizinischen Rehabilitation	10 Euro je Kalendertag (stationär) bzw. je Behandlungstag (ambulant) Ausnahme: Für eine Maßnahme nach § 40 Absatz 1 oder 2 SGB V, die unmittelbar im Anschluss an elne Krankenhausbehandlung medizinisch notwendig ist (Anschlussrehabilitation), ist die Zuzahlung für längstens 28 Tage je Kalenderjahr zu entrichten.	§ 40 Absatz 5 Satz 1 i. V. m. § 61 Satz 2 SGB V § 40 Absatz 6 Satz 1 i. V. m. § 61 Satz 2 SGB V
Leistungen zur medizinischen Rehabilitation für Mütter und Väter	10 Euro je Kalendertag	§ 41 Absatz 3 Satz 1 i. V. m. § 61 Satz 2 SGB V
Fahrkosten	10 v. H. der Kosten, mindestens 5 Euro und höchstens 10 Euro je Fahrt	§ 60 Absatz 2 Satz 1 i. V. m. § 61 Satz 1 SGB V

BEI GRIN MACHT SICH IHR WISSEN BEZAHLT

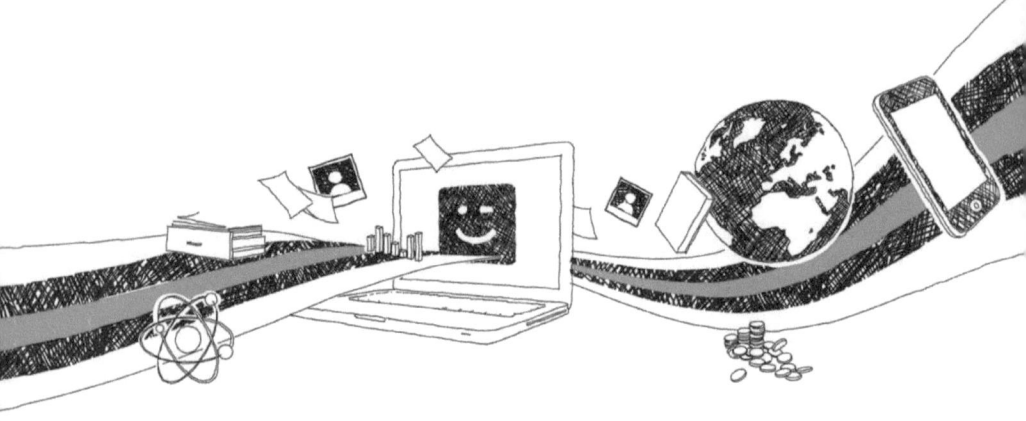

- Wir veröffentlichen Ihre Hausarbeit, Bachelor- und Masterarbeit

- Ihr eigenes eBook und Buch - weltweit in allen wichtigen Shops

- Verdienen Sie an jedem Verkauf

Jetzt bei www.GRIN.com hochladen und kostenlos publizieren

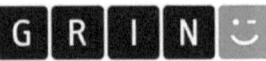